Mit Intervallfasten zur Traumfigur

Wie Sie mit intermittierendem Fasten effektiv Fett verbrennen und Ihr Wohlbefinden deutlich steigern

inkl. 16:8 Ernährungsplan zum Abnehmen

Helena Pagels

Alle Ratschläge in diesem Buch wurden vom Autor sorgfältig erwogen und geprüft. Eine Garantie kann dennoch nicht übernommen werden. Eine Haftung des Autors beziehungsweise des Verlags für jegliche Personen-, Sach- und Vermögensschäden ist daher ausgeschlossen.

INHALT

Das erwartet Sie in diesem Buch

Übergewicht ist mittlerweile zur Volkskrankheit Nr. 1 mutiert und viele Menschen suchen nach einer Ernährungsform, die langfristig davor schützt. Intermittierendes Fasten ist eine wirkungsvolle Methode, Ihre Ernährung in gesunde Bahnen zu lenken, ganz gleich, ob Sie Gewicht verlieren oder Ihr Gewicht halten möchten. Neben der Senkung Ihres Körperfettanteils ist intermittierendes Fasten zudem eine wunderbare Ernährungsmethode für Ihr allgemeines Wohlbefinden, unabhängig davon, ob Sie eine der Fasten-Varianten ausprobieren oder nur die Oberfläche ankratzen möchten.

In diesem ausführlichen Leitfaden werde ich untersuchen, was intermittierendes Fasten ist, wie die gängigsten Zeitintervalle funktionieren, wie Sie IF implementieren und erfolgreich durchführen können, welche Vor- und Nachteile das Fasten hat und wie lange es angewendet werden kann.

Ich geben Ihnen eine schrittweise Methode an die Hand, um mit dem 16:8 Fasten, dem häufigsten IF-Fasteninterval, zu beginnen, und werde einige der Probleme behandeln, die auftreten können, wenn Sie zum ersten Mal mit dem Fasten beginnen und wie man sie überwindet.

Weiterhin habe ich für Sie eine Nahrungsmittel- und Getränkeliste zusammengestellt, um das IF für Sie zu optimieren, und biete Motivationshilfen, auch wenn es einmal schwer wird. Ich führe Sie sicher durch die ersten IF-Tage, erläutere Ihnen einen modernen Menüplan und unterstütze Sie dabei, IF und Sport zu kombinieren und langfristig Ihre Ziele mit Leichtigkeit zu erreichen.

Lassen Sie sich einfach einmal darauf ein. Sie müssen nichts weiter tun, als sich einen einzigen Satz zum Motto zu machen: Verschieben – nicht verzichten! Ich wünsche Ihnen viel Erfolg!

Intermittierendes Fasten, was es ist und wie es funktioniert

In den letzten fünfzehn Jahren ist intermittierendes Fasten (IF) sowohl als Ernährungsumstellung als auch als Lebensstil immer beliebter geworden. Viele Menschen finden, dass intermittierendes Fasten es ihnen nicht nur ermöglicht, Gewicht zu verlieren und die Fettpölsterchen fernzuhalten, sondern auch produktiver zu sein und weniger Zeit damit zu verbringen, darüber nachzudenken, was sie an einem bestimmten Tag essen werden. Darüber hinaus gibt es eine wachsende Zahl von Untersuchungen, die darauf hinweisen, dass intermittierendes Fasten die Lebensdauer des Menschen verlängern kann, auch unabhängig vom Gewichtsverlust.

In der heutigen Zeit läuft unser Fettverbrennungssystem hauptsächlich mit Kohlenhydraten. Wenn Sie längere Zeit nicht essen, werden diese Kohlenhydratreserven aufgebraucht. In diesem Fall übernehmen Fette die Kontrolle und werden zur neuen Kraftstoffquelle für den Körper. Dieser Übergang erfolgt nach ungefähr zwölf Stunden des Fastens. Wenn Sie ein normales Essverhalten haben, ist Ihre letzte Mahlzeit normalerweise gegen 19 oder 20 Uhr abends. Ungefähr zwölf Stunden später frühstücken Sie wieder.

Mit diesem Essverhalten frühstücken Sie ungefähr zu dem Zeitpunkt, an dem Ihr Körper Ihr Körperfett als Energiequelle verwendet. Dies bedeutet, dass Ihr Körper nicht die Chance bekommt, Ihr Körperfett als Kraftstoff zu verwenden. Wenn Sie diesen Zeitraum jedoch um vier bis sechs Stunden verlängern, wechselt Ihr Körper stattdessen zur Verbrennung von Körperfett. Die ist die wesentliche Funktion des intermittierenden Fastens. Mit intermittierendem Fasten verabschieden Sie sich von der typischen Routine „drei bis fünf Mahlzeiten pro Tag" und folgen stattdessen einer Routine aus Essens- und Fastenfenstern. Kurz gesagt: Verschieben, nicht verzichten!

Die Wissenschaft und die Vorteile des Fastens

GEWICHTSVERLUST

Sie möchte Gewicht verlieren, ohne weniger zu essen. Funktioniert das? Studien zeigen, dass intermittierendes Fasten nachweislich ein wirksamer Weg ist, um Gewicht zu verlieren, sowohl für übergewichtige als auch für normalgewichtige Personen.

Mindestens eine Studie hat auch herausgefunden, dass durch abwechselnde Perioden von extremen Energiedefizits mit Perioden der Energiezufuhr (Fastenfenster vs. Essensfenster) intermittierendes

Fasten die metabolische Herunterregulierung (Verlangsamung des Stoffwechsels) verhindern kann, die normalerweise mit Gewichtsverlust einhergeht. Daher ist es plausibel, dass das intermittierende Fasten im Vergleich zu anderen Gewichtsverlustmethoden einen nachhaltigeren Fettabbau und / oder eine leichtere Gewichtserhaltung auch noch lange in der Zukunft ermöglicht.

Zahlreiche Studien haben gezeigt, dass intermittierendes Fasten die Marker für Diabetes und Insulinsensitivität verbessert. Insbesondere waren diese Ergebnisse teilweise auf Gewichtsverlust zurückzuführen. Das Fasten verbessert auch die Stoffwechselgesundheit durch Mechanismen, die spezifisch für das Fasten sind.

Letztendlich führt das Fasten wahrscheinlich nur oder meistens dazu, dass die Menschen weniger essen. Wenn Sie von drei auf zwei Mahlzeiten pro Tag reduzieren, ist es praktisch unmöglich, Ihre Kalorienaufnahme nicht zu reduzieren. Und sollte doch einmal Hunger aufkommen, dürfen Sie einen leichten Snack einbauen. Vorschläge dazu finden Sie in der Rubrik „Snacks & Co.".

Da sich Studien so gut wie immer darauf verlassen müssen, dass die Probanden ihre Nahrungsaufnahme selbst angeben, ist es schwierig zu beurteilen, wie stark Fasten die Energiezufuhr verringert. Aber seit Studien durchgeführt wurden, die die Energieaufnahme und den Energieverbrauch direkt überwachen, habe ich immer wieder festgestellt, dass Gewichtsverlust hauptsächlich darauf zurückzuführen ist, dass Sie weniger Kalorien essen, als Sie verbrennen.

LEBENSVERLÄNGERUNG

Während allgemein angenommen wird, dass das Fasten die lebenslange Gesundheit verbessert, ist es sehr schwierig, dies direkt am Menschen zu untersuchen. Die wissenschaftlichen Beweise für das Fasten mit gesundheitlichen, lebensverlängernden Vorteilen basieren entweder auf Tierversuchen (hauptsächlich Mäuse und Ratten) oder sind indirekt und werden aus den anderen gesundheitlichen Vorteilen des Fastens übernommen.

Da das Fasten den Gewichtsverlust unterstützen und eine Gewichtszunahme verhindern kann, verlängert es auf natürliche Weise die Lebensdauer eines jeden, der anfangs übergewichtig ist. Dieser Teil bedarf keiner Erklärung.

Das Fasten fördert auch die Autophagie, ein Mechanismus, der nachweislich das Krebsrisiko senkt, die Lebensdauer verlängert und die allgemeine Gesundheit sowohl beim Menschen als auch bei einer Vielzahl von Tieren verbessert.

Studien zeigen durchweg, dass das Fasten die Lebensdauer von Mäusen, Fruchtfliegen, Ratten, Affen und anderen kleinen Tieren verlängert. Da diese Frage jedoch nicht direkt experimentell mit Menschen untersucht werden kann, bleibt die Frage offen, ob das Fasten an sich für den Menschen von Nutzen für eine Langlebigkeit ist.

Es gibt auch eine wachsende Zahl von Forschungen, die darauf hinweisen, dass intermittierendes Fasten die Darmgesundheit bei einer Vielzahl von Tierarten verbessert, sowohl durch Auswirkungen auf den Darm selbst als auch durch Auswirkungen auf die Darmflora. Der Effekt ist jedoch nicht bei allen Arten perfekt konsistent, und es sind noch Studien am Menschen erforderlich, um festzustellen, wie sich das Fasten auf die Darmgesundheit des Menschen auswirkt.

Derzeit sieht es so aus, als würde intermittierendes Fasten die Lebensdauer des Menschen durch eine Kombination aus Gewichtsverlust und Senkung des Risikos für Krebs und neurodegenerative Erkrankungen durch Autophagie verlängern. Weitere Mechanismen wie die bereits vorgenannte

Darmgesundheit müssen an Menschen noch untersucht werden.

GESUNDERHALTUNG KURZ UND KOMPAKT

Viel wurde über die Vorteile des intermittierenden Fastens für unseren Stoffwechsel, den Hormonhaushalt und die allgemeine Gesundheit geforscht. Einige Hauptvorteile des intermittierenden Fastens sind:

Fettabbau Vorteile:
• Fett wird verbrannt und gleichzeitig die Muskelmasse aufrechterhalten
• Senkt den Grundumsatz Ihres Körpers nicht langfristig
• Verbesserter Hormonhaushalt
• Erhöhte Noradrenalin- und Adrenalinspiegel erhöhen den Fettabbau
• Steigert Lipolyse und Fettoxidation
• Senkt den Blutzuckerspiegel
• Senkt den Insulinspiegel

Allgemeine gesundheitliche Vorteile:
• Reduziert das Risiko von Herzproblemen
• Vermindert die Insulinresistenz

- Verlangsamt den Alterungsprozess der Haut
- Verleiht Ihnen mehr Lebensenergie und Ausgelassenheit

Die bekanntesten Fasten-Varianten

E s gibt eine Vielzahl an verschiedene Möglichkeiten, intermittierendes Fasten zu implementieren. In den meisten Studien wurden die gesundheitlichen Vorteile des einen nicht direkt mit dem anderen verglichen. Die Wahl der richtigen Fastenmethode hängt daher hauptsächlich von Ihren persönlichen Vorlieben ab und davon, wie einfach Sie sich an einen bestimmten Fastenplan halten können.

16:8 FASTEN

Der mit Abstand häufigste intermittierende Fastenplan, das 16:8 Fasten, wurde zuerst von Martin Ber-
khan von Leangains populär gemacht. Wie der Name
schon sagt, fasten Sie 16 Stunden und essen jeden
Tag während eines Acht-Stunden-Fensters.

Dieser Zeitplan ist beliebt, da er täglich einfach
durchzuführen ist und ein ausgewogenes Verhältnis
zwischen Essbeschränkungen, einfacher Einhaltung
während der Fastenphase und dadurch große Flexibilität bietet.

Meistens überspringen die Menschen das Frühstück und legen das Essfenster auf 12 bis 20 Uhr o-
der etwas später. Da das Essen am Abend das Schlafen erleichtert und viele Menschen feststellen, dass
das Fasten am Morgen sie während des Arbeitstages
wacher macht, ist das 16:8 Fasten für viele Menschen die „Lifestyle-freundlichste" Option.

Ein weiterer Vorteil dieses Zeitplans besteht darin, dass Sie sich daran gewöhnen. Nach einigen Tagen werden Sie während der Fastenzeit keinen großen Hunger mehr verspüren, insbesondere wenn Sie
morgens fasten.

Der 16:8-Fastenplan ist wohl der einfachste
Weg, um mit intermittierendem Fasten zu beginnen,

und ist in der Regel die erste Art des intermittierenden Fastens, die die meisten Menschen versuchen.
Die Anleitung (So starten Sie Ihr intermittierendes
Fasten) weiter hinten in diesem Ratgeber kon-
zentriert sich auf das 16:8 Fasten.

19:5 FASTEN

Das Konzept ist fast identisch mit dem 16:8 Fasten.
Das 19:5 Fasten beschränkt das Essfenster nur ein
wenig weiter auf fünf Stunden. Während das 16:8
Fasten entweder zwei oder drei Mahlzeiten pro Tag
ermöglichen kann, erlaubt ein 19:5 Fasten genau
zwei Mahlzeiten pro Tag zu Beginn und am Ende des
Essfensters.

Obwohl es nicht viel anders zu sein scheint als
das 16:8 Fasten, kann es für manche Menschen erheblich schwieriger sein, den 19:5-Zeitplan einzuhalten. Dies ist teilweise auf den Hunger zurückzuführen, aber oft mehr, weil dieser Zeitplan die Menschen dazu zwingt, soziale Mahlzeiten zu verpassen.
Im Gegensatz zum 16:8-Fastenplan gibt es keine einfache Möglichkeit, sowohl Mittag- als auch Abendessen während fünf Stunden zu essen.

Der Vorteil ist, dass Sie viel leichter Fett verlieren können, wenn Sie sich auf zwei Mahlzeiten pro

Tag beschränken und nur sehr wenig Zeit für Zwischenmahlzeiten haben. Dieser Zeitplan ist daher ideal für einen schnellen Fettabbau – wenn Sie sich an diesen strengen Fastenplan halten können.

ONE MEAL A DAY (OMAD)

Der extremste tägliche Fastenplan ist wahrscheinlich die „Eine Mahlzeit pro Tag"-Methode. Diese Variante ist nicht besonders beliebt und die meisten Menschen finden es brutal schwierig, aber auch hier gibt es Fans, die darauf schwören.

Die Vorteile sind ähnlich wie beim 19:5 Fasten, aber noch ausgeprägter. Es ist so gut wie unmöglich, nach diesem Zeitplan übergewichtig zu bleiben oder zu sein.

Auf der anderen Seite kann dieser Fastenplan, zusätzlich zu den Auswirkungen auf Ihren Lebensstil, die Ernährung mit gesunden Lebensmitteln erschweren. Schließlich müssen die meisten Menschen während eines Tages zwischen 1.000 und 2.500 Kalorien zu sich nehmen. Wenn Sie dies nicht tun können, ohne Junk-Food zu essen, nur um ausreichend Kalorien hinzuzufügen, sollten Sie diesen Zeitplan nicht ausprobieren.

GELEGENTLICHES 24- BIS 48-STUNDEN-FASTEN

Manche Menschen fasten unterschiedlich 24 bis 48 Stunden lang, einmal pro Woche bis zu einmal im Monat. Die Hauptvorteile dieses Fastenplans sind, dass er einen schnellen Fettabbau während der Fastenzeit ermöglicht und dass das Fasten für 24 Stunden sogar einmal im Monat ausreichen kann, um eine allmähliche Fettzunahme zu verhindern. Zudem wird nachweislich die kardiovaskuläre Gesundheit verbessert.

Es gibt auch Hinweise darauf, dass für die Maximierung der Autophagie ein Fasten von 24 bis 48 Stunden erforderlich ist, was bedeutet, dass diese Methode kürzerem täglichen Fasten zur Verlängerung des Lebens überlegen sein kann.

Einige Menschen finden diese Methode bequemer als das tägliche Fasten, andere weniger. In jedem Fall besteht der große Nachteil darin, dass sich Ihr Appetit, im Gegensatz zu einem regelmäßigen täglichen Fasten, nie wirklich anpasst. Sie werden während Ihres 24 oder 48 Stunden Fastens auf jeden Fall hungrig sein.

Ein 24-Stunden-Fasten dauert vom Abendessen am Abend vor dem Fasten bis zum Abendessen am Abend des Fastens. Ein 36-Stunden-Fasten dauert vom Abendessen am Vorabend bis zum Frühstück am Morgen danach, während ein 48-Stunden-Fasten bis zum Abendessen am zweiten Tag des Fastens dauert.

24-Stunden-Fasten erfordert etwas Übung, aber Sie können sich daran gewöhnen. 36-Stunden-Fasten ist normalerweise schwieriger, da es bei dieser Fastenmethode leicht zu Schlafstörungen kommen kann. 48-Stunden-Fasten ist für fast alle Menschen sehr schwierig und sollte höchstens einmal im Monat durchgeführt werden. Die Gründe hierzu liegen in der Länge des Fastens.

ALTERNATE DAY FASTING (ADF)

Manche Menschen fasten mehr als einmal pro Woche 24 bis 36 Stunden lang, was als Fasten am jeweils zweiten Tag bezeichnet wird. In diesem Zeitplan fasten die Menschen jeden zweiten Tag, und an den Essenstagen ist ihre Ernährung nicht eingeschränkt. Am häufigsten wird das 24-Stunden-Essensfenster gewählt, was bedeutet, dass die Menschen an Fastentagen kurz vor dem Schlafengehen ein kleines Abendessen und dann erst wieder am folgenden Tag abends etwas essen dürfen.

Da es extrem schwierig ist, an den Essenstagen

doppelt so viel zu essen, führt dieser Zeitplan natürlich zu einem Fettabbau, auch ohne den Versuch, an den Essenstagen eine Ernährungsumstellung einzuhalten. Es ist einfacher, sich an diesen Plan zu halten, als Sie denken, aber ein wenig hartnäckig muss man schon sein. Dass ADF ebenfalls sehr beliebt ist, liegt wahrscheinlich daran, dass es schwieriger ist, bei einem 24-48 Stunden Fasten zu viel zu essen, als einem physiologischen Vorteil.

LÄNGERFRISTIGES FASTEN

Fastenintervalle, die länger als 48 Stunden dauern, gelten im Allgemeinen nicht als intermittierendes Fasten. Historisch gesehen wurden sie hauptsächlich zu spirituellen oder Protestzwecken durchgeführt, aber in letzter Zeit haben immer mehr Menschen begonnen, länger zu fasten, um ihre Lebensdauer zu verlängern.

Studien unterstützen dies nicht. Abgesehen von den offensichtlichen Problemen des Muskelverlusts und der Herunterregulierung des Stoffwechsels hat mindestens eine Studie festgestellt, dass die Autophagie zwischen der 24- und 48-Stunden-Marke ihren Höhepunkt erreicht und nach 48 Stunden abnimmt. Und Autophagie ist auch keine Frage von "je mehr, desto besser".

In diesem Sinne ist es wahrscheinlich besser, 24 bis 48 Stunden häufiger zu fasten, als gelegentlich länger zu fasten.

REGELMÄßIGES VS. AD-HOC-FAS-TEN

Die meisten Menschen fasten regelmäßig – jeden Tag ab 20 Uhr zum Beispiel bis 12 Uhr oder jeden Sonntag bis 21 Uhr. Sie führen diesen Plan oftmals ein Leben lang ohne besondere Erwähnung durch. Es ist zur Gewohnheit geworden.

Einige Menschen fasten jedoch, ohne einen genau festgelegten Zeitplan einzuhalten, und entscheiden sich stattdessen für das Fasten, wann immer es ihr Zeitplan zulässt, wie beispielsweise ein 24-Stunden-Fasten, wenn sie einen Tag ohne soziale Verpflichtungen haben, oder ein 16-Stunden-Fasten an einigen Tagen in der Woche.

Aus gesundheitlicher Sicht funktionieren beide Methoden einwandfrei. Es gibt keinen Grund, regelmäßig zu fasten, um die Vorteile zu nutzen. Auf der anderen Seite ist das Fasten auf Ad-hoc-Basis nicht unbedingt einfacher, obwohl es mehr Flexibilität bietet.

Wenn Sie keinen festgelegten Zeitplan einhalten, wird es schwierig oder unmöglich, neue Gewohnheiten zu entwickeln. Ihr Körper passt seinen Appetit auch nicht an den Fastenplan an, sodass Sie wahrscheinlich während Ihrer Fastenzeit hungriger sind.

Aus diesen Gründen empfehle ich, mindestens in den ersten zwei Monaten des Fastens einen festgelegten Fastenplan einzuhalten, um Ihre Fastengewohnheiten zu stärken. Danach können Sie mit Ad-hoc-Fasten experimentieren, wenn Sie dies möchten.

Basis für Ihren Fastenplan

Wählen Sie sechs bis acht Wochen in Ihrer Agenda, in denen Sie sich an einen Plan für intermittierendes Fasten halten.

Entscheiden Sie, welcher Zeitplan am besten zu Ihnen passt. Könnten Sie leicht einen Tag des Essens auslassen, dann ist das 5:2 eine gute Option. Wenn Sie jedoch viel trainieren oder den ganzen Tag über sehr beschäftigt sind und Nahrung benötigen, wird die 16:8- oder sogar 20:4-Methode empfohlen. Der sicherste Weg, um ein intermittierendes Fasten zu beginnen, besteht darin, mit 16:8 Fasten zu beginnen.

Beginnen Sie nicht vor 12 Uhr mittags mit dem Essen. Dies bedeutet, dass das Frühstück zu Ihrem Mittagessen wird.

Starten Sie mit einer guten Basis. Zum Beispiel Quark mit Müsli und Früchten. Sie können Ihrer ersten Mahlzeit zusätzliche Proteine wie Nüsse und Samen hinzufügen. Wenn Sie es herzhaft mögen, wählen Sie Fisch und Salat oder Handkäs mit Musik.

Trinken Sie viel Wasser. Dies ist besonders wichtig, da Sie über Ihre Nahrung weniger Wasser aufnehmen.

Viel Protein, Fette und Ballaststoffe zum Abendessen. Dies bedeutet eine gesunde Dosis Gemüse und zum Beispiel Fisch oder Quark/Joghurt. Da Sie weniger essen, ist es wichtig, sich auf „Functional Food" zu konzentrieren, die Sie mit Nährstoffen, Vitaminen und Mineralien versorgen, um gesund zu bleiben.

Hören Sie auf Ihren Körper! Manchmal muss man hart zu sich selbst sein, wenn man keine Energie hat, aber übertreiben Sie es nicht.

Machen Sie es sich zur Gewohnheit, nach dem Abendessen nichts mehr zu essen. Also keine Snacks, Getränke usw. Sobald Sie sich daran gewöhnt haben, wird es viel einfacher.

Nach sechs bis acht Wochen beenden Sie die Fastenzeit. Seien Sie stolz auf sich, denken Sie nach über die Dinge, die gut gelaufen sind und die Dinge, die Ihnen schwergefallen sind.

Zweimal im Jahr intermittierend zu fasten reicht aus, um positive Ergebnisse zu erzielen. Wenn Sie sich gut fühlen, können Sie IF für längere Zeiträume durchführen, aber versuchen Sie, die sechs bis acht Wochen als Mindestzeitraum anzusetzen. Kürzere Zeiträume bieten leider keine langfristigen Erfolge.

Das Unbehagen, das Sie verspüren, wenn Sie Ihren Körper über seine normalen Esszeiten fasten lassen, ist eher ein psychischer Schmerz. Machen Sie sich also keine Sorgen, wenn Sie mit intermittierendem Fasten beginnen und dazu die erste Mahlzeit am frühen Morgen auslassen.

Ernährungstipps für Essfenster und Fastenintervalle

WAS DARF ICH ESSEN UND TRINKEN

Eine kurze Erinnerung:

Fasten wird verwendet, um Autophagie, Fettverbrennung und Insulinsensitivität zu stimulieren. Beim Fasten geht es nicht um Hunger und Dehydration – es gibt bestimmte Lebensmittel, die den Fastenzustand unterstützen.

Sie können die Vorteile des Fastens nutzen, während Sie Wasser, Tee, Kaffee, Bulletproof-Kaffee, Apfelessig, Knochenbrühe, Salz und Süßstoff im

Fastenfenster zu sich nehmen.

Intermittierendes Fasten (IF) ist ein Muster des Fastens und Essens über einen definierten Zeitraum. Es gibt viele verschiedene Arten des Fastens, die Sie Ihrem Lebensstil anpassen können.

IF wird nicht durch bestimmte Lebensmittel definiert, aber ich empfehle immer die Kohlenhydrate während der Essenszeiten reduziert zu halten. Fasten ist per Definition die Situation, wenn Sie keine Kalorien essen oder trinken. Es gibt bestimmte Getränke und Lebensmittel, die Sie konsumieren können, die den nüchternen Zustand nachahmen und die damit verbundenen Vorteile ermöglichen.

Im Folgenden finden Sie eine Übersicht über verschiedene Lebensmittel und Getränke, die Sie während eines Fastens konsumieren können, um Ihre Gesundheitsziele zu erreichen.

LEBENSMITTEL, DIE DAS FASTEN UNTERSTÜTZEN

Hier ist die Liste der Dinge, die Sie während des intermittierenden Fastens essen können:

Avocados: Einfach ungesättigtes Fett, ist extrem sättigend und hält Sie länger satt.

Fisch: Fetter Fisch ist am besten geeignet, da er Sie satt hält und einem möglichen Kaloriendefizit entgegenwirkt.

Kreuzblütler – jede Menge Ballaststoffe: Sättigen stark und enthalten viele Vitamine und Mineralien.

Kartoffeln: Ein weiteres sättigendes Lebensmittel, das Ihrem Gehirn neue Energie liefert.

Bohnen und andere Hülsenfrüchte: Reich an Ballaststoffen, kalorienarm pro Portion.

Beeren: Liefern tonnenweise Vitamine, sind reich an Flavonoiden und bilden perfekte Kohlenhydrate.

Eier: Sättigende Fette sowie eine ausgezeichnete und immer leckere Proteinquelle.

Nüsse: Gesunde, sättigende Fette (mehrfach ungesättigte Fette können tatsächlich physiologische Signale für Hunger und Sättigung verändern).

Wenn Sie sich in Ihrem Essfenster befinden, sollten Sie sich im Wesentlichen auf gesunde Fette,

Ballaststoffe und Protein konzentrieren. Diese Kombination – zusammen mit der Begrenzung der Menge an Zucker, die Sie konsumieren – gibt Ihnen die besten Erfolgschancen.

GETRÄNKE, DIE DAS FASTEN UNTERSTÜTZEN

Wasser: Gefiltertes Wasser ist eine der besten Getränke-Optionen während des Fastens. Es hält Sie hydratisiert und hat keine enzymatische Wirkung. Für die Fastenpuristen wird alles, was einen enzymatischen Effekt verursacht, ein Fasten brechen. Wasser ist auch ein großartiges Mittel, um Hungerattacken zu vertreiben – es füllt Ihren Bauch.

Halten Sie sich an stilles oder kohlensäurehaltiges Wasser. Um das fehlende Aroma zu verbessern, können Sie es mit Zitronenscheiben, Beeren, Gurken oder kaltem Tee aufpeppen.

Es ist wichtig, während des Fastens hydratisiert zu bleiben. Trinken Sie daher täglich zwischen 1,5 und 3 Liter Wasser.

Tee: Tee bietet großen Komfort und kann in reichlichen Mengen genossen werden, während Sie intermittierend fasten. Sich beim Fasten kälter als normal zu fühlen, ist normal. Tee hält Sie warm und sorgt dafür, dass Sie sich satt fühlen, ohne den Koffeinschub, den Sie normalerweise durch Kaffee erhalten.

Trinken Sie Kräuter-, Schwarz-, Oolong-, Grün- und Weißtee, ohne dass etwas hinzugefügt wird. Bitte beachten Sie, dass Tannine im Tee Übelkeit verursachen können, wenn Sie sie auf leeren Magen trinken.

Kaffee: Ja, Kaffee ist auf der Liste * einheitlicher Seufzer der Erleichterung! Kaffee ist ein wirksamer Appetitzügler und kann als Mahlzeitenersatz für Frühstück oder Mittagessen verwendet werden. Untersuchungen haben sogar gezeigt, dass der Kaffeekonsum die Ketonproduktion erhöhen und den Blutzucker regulieren kann, was die Stoffwechselgesundheit verbessert.

Einige Menschen reagieren jedoch besonders empfindlich auf Koffein und es kann den Blutzuckerspiegel erhöhen – falls Sie zu diesem Personenkreis gehören, dann vermeiden Sie es, Kaffee zu trinken.

Wenn Sie Kaffee auf nüchternen Magen trinken, können Sie empfindlicher auf Koffein reagieren. Das Resultat wäre saurer Reflux, Magenverstimmung, Angstzustände, Zittern oder schlaflose Nächte, unter denen Sie dann leiden könnten.

Trinken Sie schwarzen Kaffee, ohne dass etwas hinzugefügt wird, und beschränken Sie den Konsum auf früher am Tag, damit Ihr Schlaf nicht gestört wird.

Bulletproof Kaffee: Bulletproofing ist eine brillante Technik, um Ihre morgendliche Tasse mit zusätzlichen Fetten wie Butter, Kokosöl, MCT-Öl und Ghee zu verfeinern. Cremig, lecker und voller gesunder Fette. Dieses Getränk lindert stundenlang den Hunger und hilft Ihnen, Ihr Fastenziel zu erreichen.

Es gibt gemischte Meinungen darüber, ob Bulletproof Kaffee einen Fastenzustand beibehält oder nicht. Ein Bulletproof Kaffee enthält viele Kalorien, und einige Stimmen argumentieren, dass dies ein Fasten brechen würde. Diese Kalorien stammen jedoch aus Fett, und Fett erhöht im Gegensatz zu Protein und Kohlenhydraten weder Blutzucker noch Insulin. Theoretisch sollte dies Sie nicht aus der Ketose werfen oder die Autophagie stoppen. Wenn das Hinzufügen von Fett zu Ihrem Kaffee bedeutet, dass Sie das Fasten verlängern oder es leichter finden, dann trinken Sie am Morgen gerne einen Bulletproof Kaffee.

Apfelessig: Apfelessig ist reich an positiven

Eigenschaften – fördert das gesunde Darmmikrobiom, unterstützt die Verdauung, verbessert die Insulinsensitivität, senkt den Blutzucker und erhöht das Sättigungsgefühl. Apfelessig besteht hauptsächlich aus Wasser, Essigsäure und Probiotika. Es hat einen sehr geringen Kaloriengehalt und wird Ihr Fasten nicht brechen.

Apfelessig hilft, Heißhunger und den Durst zu stillen. Ein bis zwei Esslöffel in stillem oder sprudelndem Wasser verdünnen und genießen!

Knochenbrühe: Knochenbrühe ist eine reichhaltige Quelle an Mineralien und hilft dabei, Elektrolyte wieder aufzufüllen, die normalerweise während des Fastens verloren gehen. Knochenbrühe ist zudem eine großartige Kollagenquelle, die die Darmschleimhaut wiederherstellt und repariert. Knochenbrühe enthält Protein, das einen erhöhten Insulinspiegel verursachen und ein Fasten brechen kann. Der Kaloriengehalt ist jedoch sehr niedrig, sodass Sie in Ketose bleiben. Für Knochenbrühe gilt das Gleiche wie für Bulletproof Kaffee. Das Trinken verlängert das Fasten, gibt Ihnen aber auch eine Erleichterung durch zusätzliche Nährstoffe.

Verwenden Sie nur hausgemachte Knochenbrühe, um Zusatzstoffe und Füllstoffe zu vermeiden.

Kochen Sie die Knochenbrühe nach folgendem Rezept:

Knochenbrühe

Zutaten:

Rind- oder Lammknochen oder Geflügelkarkassen

gefiltertes Wasser

2 EL Apfelessig oder Zitronensaft

Lorbeerblatt

1 TL schwarze Pfefferkörner

Zubereitung:

Alle Zutaten in einen großen Suppentopf geben und mit gefiltertem Wasser abdecken. Stellen Sie sicher, dass das Wasser die Knochen bedeckt und der Topf max. zu 2/3 gefüllt ist.

Den Topf mit einem dicht schließenden Deckel abdecken, alles zum Kochen bringen und bis zu 24 Stunden sanft köcheln lassen. Je länger Sie die Brühe kochen, desto nahrhafter und köstlicher wird sie. Sie können die Brühe auch über Nacht abkühlen lassen und am nächsten Tag weiterköcheln lassen. Sobald die Brühe gekocht hat (eine satte goldene oder bernsteinfarbene Farbe ist ein gutes Zeichen dafür, dass sie fertig ist), die Brühe durch ein feines Sieb abseihen. Genießen Sie sofort eine Schale oder lassen Sie die Knochenbrühe abkühlen und bewahren Sie sie im Kühlschrank oder Gefrierschrank auf.

Wenn die Brühe abkühlt, steigt eine Fettschicht nach oben. Dies schafft eine Versiegelung und verhindert, dass sie zu schnell verdirbt. Im Kühlschrank sollte die Brühe bis zu einer Woche halten.

Salz: Elektrolytverlust ist eine häufige und normale Reaktion während des intermittierenden Fastens. Infolgedessen können Mundtrockenheit und Durst auftreten, obwohl Sie sich wahrscheinlich schon bemühen, literweise Wasser zu trinken.

Salz ist eine großartige Möglichkeit, Elektrolyte aufzufüllen, den Gaumen zu reinigen und den Hunger zu dämpfen. Verwenden Sie eine kleine Prise Fleur de Sel. Legen Sie ein paar Plättchen auf Ihre Zunge und lassen Sie seine Magie wirken – in kürzester Zeit verschwindet der Hunger zusammen mit diesem schrecklichen trockenen Gefühl im Mund.

Süßstoffe: Vermeiden Sie künstliche Süßstoffe. Einige Menschen können natürliche Süßstoffe wie Stevia und Erythrit vertragen, ohne dass diese Heißhungerattacken oder eine Erhöhung des Insulinspiegels verursachen. Wenn Sie natürliche Süßstoffe vertragen, können Sie diese sparsam in Wasser, Tee oder Kaffee verwenden.

Egal, wo Sie sich auf Ihrer Fastenreise befinden, seien Sie nicht zu hart zu sich selbst, wenn Sie Ihr Fastenziel nicht erreichen. Einige Tage werden einfacher sein als andere. Verwenden Sie die vorgenannten Tipps, um herausfordernde Fastenmomente zu meistern.

SMOOTHIE-TAG

Wenn Sie an Smoothies denken, dann denken Sie sicherlich an süße, bunte und sehr kalorienhaltige Getränke. Smoothies müssen aber nicht immer aus Obst bestehen und süß sein, sie können mit den richtigen Zutaten appetitlich lecker, erfrischend, sättigend und dazu noch echte Energiebooster, Nervennahrung, Schlankmacher und vieles andere mehr sein.

Smoothies und intermittierendes Fasten passen sehr gut zusammen. Tun Sie Ihrem Körper 1 x pro Woche etwas besonders Gutes und verwöhnen Sie sich mit Smoothies. Wie das geht, verrate ich Ihnen hier:

In Ihrem Essensfenster können Sie einen Detox-Shot und bis zu drei Smoothies trinken.

Detox-Shot

Zutaten:

10 g Ingwer ohne Schale

¼ Zitrone (Saft)

½ Limette (Saft)

1 Prise Cayennepfeffer

1 TL Agavendicksaft

Zubereitung:

Alle Zutaten mit 100 ml Wasser in einem Mixer sehr fein pürieren und die Masse anschließend mit einem Teigschaber oder Löffel durch ein Sieb streichen. Den Saft gleich morgens trinken, er wird Ihren Stoffwechsel auf Touren bringen.

TIPP: Stellen Sie sich ein Glas Wasser dazu, das Sie nach dem Detox-Shot trinken.

Power Smoothie

Zutaten:

1 Handvoll Grünkohl

1 Limette (ohne Schale)

1 Kiwi (ohne Schale)

ca. 20 grüne Weintrauben

etwas Petersilie

2 Brokkoliröschen

¼ TL Spirulina

Zubereitung:

Alle Zutaten mit 100 ml Wasser in einem Mixer sehr fein pürieren und die Masse anschließend mit einem Teigschaber oder Löffel durch ein Sieb streichen.

Der Smoothie ist ein ideales Mittagessen, er ist leicht, enthält viel Vitamin C, unterstützt die Funktion der Leber und verleiht Ihnen Energie für die nächsten Stunden.

Hautpflege-Smoothie

Zutaten:

1 Handvoll Grünkohl

½ Avocado (ohne Schale und Kern)

¼ Landgurke

1 grüner Apfel (mit Schale, ohne Kerngehäuse)

Zubereitung:

Alle Zutaten mit 100 ml Wasser in einem Mixer sehr fein pürieren und die Masse anschließend mit einem Teigschaber oder Löffel durch ein Sieb streichen. Sollte der Smoothie zu dickflüssig sein, geben Sie noch etwas Wasser dazu.

Die ungesättigten Fettsäuren in dem Smoothie verleihen Ihnen eine jugendliche, elastische Haut und einen frischen Teint.

Brainfood-Smoothie

Zutaten:
¼ Gurke
2 Stängel Petersilie
½ TL Spirulina
1 grüner Apfel (mit Schale, ohne Kerngehäuse)
1 Handvoll Spinat

Zubereitung:
Alle Zutaten mit 100 ml Wasser in einem Mixer sehr fein pürieren und die Masse anschließend mit einem Teigschaber oder Löffel durch ein Sieb streichen. Sollte der Smoothie zu dickflüssig sein, geben Sie noch etwas Wasser dazu.

Mit seinen vielen Nährstoffen regt der Brainfood-Smoothie die Gehirntätigkeit an. Ideal für den Nachmittag im Büro.

Weitere Smoothie-Rezepte finden Sie im Internet oder lassen Sie einfach einmal Ihren kreativen Ideen freien Lauf. Probieren Sie es einmal aus.

SNACKS & CO.

Einfache Snacks unter 100 Kalorien

Sie haben nicht viel Zeit, brauchen aber eine Lösung für den Hunger? Hier sind einige tolle Snacks, die alle weniger als 100 Kalorien haben.

Gekochtes Ei – 70 Kalorien

20 Pistazien – 80 Kalorien

1 Schale Microwellenpopcorn ungesüßt – 60 Kalorien

14 Mandeln – 98 Kalorien

75 g Dose Thunfisch im Quellwasser – 81 Kalorien

Süße Snacks unter 100 Kalorien

Diese sind perfekt, wenn Sie Süßes lieben oder wenn Sie einen stressigen Tag überstanden haben!

Bratapfel mit Zimt – 95 Kalorien

300 g Wassermelone – 90 Kalorien

3 Stk. dunkle Schokolade – 77 Kalorien

250 g Körbchen Erdbeeren – 80 Kalorien

Herzhafte Snacks unter 100 Kalorien

Diese pikanten, herzhaften Optionen beweisen, dass Sie das Rad nicht neu erfinden müssen, um kalorienarm zu snacken!

2 Scheiben Knäckebrot, 1/2 TL Vegemite & 1/2 TL Butter – 92 Kalorien

1/4 mittelgroße Avocado mit fünf Kirschtomaten, halbiert – 98 Kalorien

1 Scheibe Reiscracker mit geschnittenen Tomaten und 1 EL Parmesan – 53 Kalorien

200 g Karotten- und Selleriestangen – 70 Kalorien

75 ml Miso-Suppe – 35 Kalorien

Mahlzeiten-Plan für Eilige

Unser Mahlzeiten-Plan enthält kalorienarme Mahlzeitenbeispiele für eine ganze Woche. Alle Speisen bestehen aus wenigen Zutaten, sind in der Herstellung selbsterklärend und können leicht vorbereitet werden. Diese Speisepläne beinhalten allesamt nicht mehr als 800 - 1.000 Kalorien pro Tag. Sie müssen auch nicht zwanghaft alles essen. Lassen Sie ruhig einmal einen Snack weg, wenn Sie keinen Appetit verspüren.

Tag 1

Morgens	Zitronenwasser
Snack	3 - 5 Erdbeeren
Mittags	Geflügelwrap
Snack	100 g Edamame
Abends	Chicoreésalat mit Feta

Tag 2

Morgens
Snack
Mittags
Snack
Abends

Tag 3

Morgens	Zitronenwasser
Snack	5 Radieschen mit Kräutersalz
Mittags	Gegrillte Aubergine mit Humus
Snack	1 gedünsteter Apfel mit Zimt
Abends	Gemüsebrühe mit Eistich

Tag 4

Morgens
Snack
Mittags
Snack
Abends

Tag 5

Morgens	Zitronenwasser
Snack	1 Apfel
Mittags	Gefüllte Paprikaschote
Snack	100 g Edamame
Abends	Kalte Gurkensuppe

Tag 6

Morgens
Snack
Mittags
Snack
Abends

Tag 7

Morgens	Zitronenwasser
Snack	1 Handvoll Himbeeren
Mittags	Geflügelsandwich
Snack	10 Mandeln
Abends	Bunter Sommersalat

So starten Sie Ihr 16:8 intermittieren-des Fasten

D er Einstieg ist einfach, aber bevor Sie jetzt gleich loslegen, sollten Sie einige grund-sätzliche Regeln kennenlernen. Wie bei den meisten Dingen im Leben ist es am besten, im Voraus zu planen. Hier ist der fünfstufige Prozess für Ihren sanften Einstieg in Ihr intermittierendes Fasten.

SCHRITT 1: PLANEN SIE IHR ESSENSFENSTER NACH IHREM TAGESABLAUF

Obwohl die meisten Menschen in der Zeit von 12 bis 20 Uhr essen, können Sie Ihr Essfenster beliebig einplanen; es sollten allerdings mindestens acht Stunden an einem Stück sein.

Bei der Auswahl Ihres Essensfensters sind einige Dinge zu beachten:

Wenn Sie abends essen (und insbesondere Kohlenhydrate essen), können Sie besser schlafen.

Das Einbeziehen von Mittag- und Abendessen in Ihr Essfenster trägt in der Regel zu einem guten sozialen Leben bei. Das ist im Familienkontext ein wichtiger Punkt. Wenn Sie sich für das eine oder andere entscheiden müssen, ist das Abendessen in der Regel wichtiger.

Sobald Sie einige Tage Zeit hatten, sich an das Fasten anzupassen, werden Sie sich während Ihrer Fastenzeit wahrscheinlich geistig wacher fühlen. Dies kann für die eigene Produktivität sehr hilfreich sein.

Überlegen Sie, wann das Essen zu Ihrem Arbeitsplan passt – für die meisten Menschen, die zwischen 9 und 17 Uhr arbeiten, bedeutet dies

Frühstück um 8 Uhr, Mittagessen gegen Mittag und Abendessen gegen 18 Uhr. In diesem Fall können Sie entweder Frühstück oder Abendessen einschließen, aber nicht beide.

Sie können etwas flexibel in Bezug auf Ihr Essfenster sein. Als Faustregel gilt, dass Sie es an einem bestimmten Tag bis zu zwei Stunden in beide Richtungen verschieben können, dies jedoch nicht mehr als ein- oder zweimal pro Woche. Es ist auch in Ordnung, Ihr Essensfenster ein wenig zu verkürzen – betrachten Sie acht Stunden als das Maximum und fünf als das Minimum.

SCHRITT 2: PLANEN SIE, WANN SIE TRAINIEREN WERDEN

Es ist am besten, nicht auf nüchternen Magen zu trainieren, da Sie Kalorien und Eiweiß benötigen, um Ihr Training zu fördern. Wenn Sie Krafttraining betreiben, das heißt, Gewichte heben, sollten Sie nach dem Training eine Mahlzeit zu sich nehmen, um das Muskelwachstum zu fördern.

Ein guter Weg wäre, wenn Sie idealerweise am Anfang Ihres Essfensters trainieren, kurz nachdem Sie Ihr Fasten gebrochen haben. Wenn dies nicht möglich ist, versuchen Sie, in der Mitte Ihres

Essfensters zu trainieren.

Wenn Sie unbedingt ganz am Ende Ihres Essfensters trainieren möchten, sollten Sie nach dem Training eine kleine Mahlzeit oder einen kleinen Snack zu sich nehmen – wenn auch nur einen Proteinriegel oder einen Shake –, um Ihre Regeneration und Muskelproteinsynthese zu fördern.

Beachten Sie, dass Sie wahrscheinlich nicht jeden Tag trainieren werden. Unter dem Gesichtspunkt der Gewohnheitsbildung ist es jedoch am besten, jeden Tag den gleichen Essensplan einzuhalten, anstatt zwischen Trainings- und Ruhetagen zu unterscheiden.

Sobald Sie ein Essfenster und eine Trainingszeit haben, können Sie Ihre Essenszeiten sowohl innerhalb Ihres Essfensters als auch in Relation zu Ihrer Trainingszeit festlegen.

SCHRITT 3: LEGEN SIE IHRE MAHLZEITEN FEST

Sobald Sie ein allgemeines Essfenster und eine Trainingszeit haben, müssen Sie bestimmte Essenszeiten herausfinden. Ein Acht-Stunden-Fenster bedeutet, dass Sie entweder zwei Mahlzeiten, drei Mahlzeiten oder zwei Mahlzeiten und einen Snack essen.

Hier ist ein Beispiel für ein typisches Szenario von ungefähr 12 bis 20 Uhr

Arbeitszeit: 8 - 17 Uhr
Essfenster: 12 - 20 Uhr
Erste Mahlzeit: 12 - 13 Uhr
Snack oder zweite Mahlzeit: 15:30 - 16:00 Uhr
Training: 18 Uhr
Abendessen: 19:30 - 20:00 Uhr

Wie Sie sehen können, ist durch ein spätes Mittagessen genügend Zeit, um nach der Arbeit ins Fitnessstudio oder in die Natur zu gehen, vor und nach dem Training zu essen und zwischen den Mahlzeiten und dem Training noch genügend Zeit zu haben, damit Sie nicht durch den Tag hetzen müssen und Ihre Mahlzeiten sind ziemlich gleichmäßig voneinander getrennt.

SCHRITT VIER: BESTIMMEN SIE DIE ZUSAMMENSETZUNG DER MAHLZEIT

Für intermittierendes Fasten ist keine strenge Ernährungsumstellung erforderlich, außer an und für sich zu fasten. Trotzdem sollten Sie eine Vorstellung davon haben, was Sie wann essen dürfen.

Dies kann bedeuten, dass Sie für jede Mahlzeit ein bestimmtes Kalorienziel haben oder nur eine allgemeine Vorstellung davon haben, welche Arten von Lebensmitteln Sie essen dürfen. Hier sind einige Richtlinien, die Sie beachten sollten:

Sie müssen mindestens 1,2 g Protein pro kg Körpergewicht pro Tag essen. Wenn Sie übergewichtig sind, essen Sie 1,6 g Protein pro kg fettfreier Körpermasse.

Das Protein sollte den ganzen Tag über ziemlich gleichmäßig auf die Mahlzeiten verteilt sein. In der ersten Mahlzeit sollte der Proteinanteil jedoch etwas höher sein. Jede Mahlzeit sollte mindestens 5 g Fett enthalten. Jede Mahlzeit sollte mindestens eine Portion Obst und / oder Gemüse enthalten. Idealerweise essen Sie jeden Tag Obst und Gemüse.

Es ist viel einfacher, konsistente Gewohnheiten zu entwickeln, wenn Sie für die meisten Mahlzeiten, insbesondere die erste Mahlzeit am Tag, immer wieder dieselben Dinge essen. Sich bei der letzten Mahlzeit mehr Abwechslung zu gönnen, funktioniert für die meisten Menschen am besten.

Basierend auf diesen Richtlinien würden Sie aus dem obigen Zeit-Beispiel Ihre Mahlzeiten wie folgt planen können:

Arbeitszeit: 8 - 17 Uhr
Essfenster: 12 - 20 Uhr
Erste Mahlzeit: 12 - 13 Uhr – Kleine Mahlzeit, proteinreich, kohlenhydratarm. Hühnersalat, Wrap, Eier, Obst und Gemüse, Quark, Joghurt, Müsli
Snack: 15:30 - 16:00 Uhr – Entweder ein Proteinriegel oder Nüsse, Obst, Gemüsesticks
Training: 18 Uhr
Abendessen: 19:30 - 20:00 Uhr – An Trainingstagen eine große kohlenhydratreiche Mahlzeit wie Pasta, spanisches Omelett oder Kreolische Kartoffeln. An anderen Tagen eine kleinere, mäßig kohlenhydratreiche Mahlzeit, wie eine Pfanne mit Reis oder Lachs mit Spinat.

SCHRITT FÜNF: BEGINNEN SIE MIT DEM FASTEN UND PROTO-KOLLIEREN SIE IHRE MAHLZEI-TEN

Nachdem Sie alle notwendigen Informationen herausgefunden haben, ist es Zeit, loszulegen. Protokollieren Sie mindestens in den ersten zwei Monaten Ihre Mahlzeiten, einschließlich der Essenszeiten, mit einem Ernährungstagebuch oder einem Food-Tracker wie MyFitness Pal, Fitbit oder einer der vielen anderen kostenlosen Food-Tracker Apps.

Wenn Sie sich dazu verpflichten und einen guten Start hinlegen, werden Sie bereits innerhalb der ersten Woche in eine einfache Routine geraten. Sie werden kurz vor Ihren üblichen Essenszeiten hungrig und werden während Ihres Fastenfensters weniger hungrig sein.

Intermittierendes Fasten und Sport

Wenn Sie gerade erst mit intermittierendem Fasten beginnen, haben Sie wahrscheinlich Fragen – Fragen wie "Kann
ich während des Fastens trainieren?"

Es ist eine logische Frage. Schließlich braucht
Ihr Körper Kraftstoff, wenn Sie trainieren möchten
und das Fasten Ihre Kraftstoff erschöpft, oder? Das
Training ist also vielleicht keine so gute Idee ... rich-
tig?

Nicht unbedingt. In der Tat kann die Planung
von körperlicher Aktivität während der Fastenzeit

einen tiefgreifenden positiven Effekt auf Ihren Körper und Ihre Gesundheit haben. Folgendes müssen Sie wissen:

TRAININGSZEITEN

Es ist möglich, sowohl aerobe Aktivitäten (wie Laufen und Walking) als auch anaerobe Aktivitäten (wie Krafttraining) während des Fastens durchzuführen. Solange Sie vernünftig trainieren, werden Sie nicht verhungern, körperlich abbauen oder ohnmächtig werden.

Wenn Sie allerdings durch intermittierendes Fasten und Training optimale Ergebnisse erzielen möchten, planen Sie Ihre Trainingseinheiten am besten sorgfältig in Bezug auf Ihre Essfenster. Dies ist sehr wichtig, da unterschiedliche Trainingsformen von unterschiedlichen „Kraftstoffarten" abhängen.

DIE WIRKSAMSTEN TRAININGS

Aerobic-Training
Sie können Aerobic-Training mit geringer Intensität (leichtes Radfahren, leichtes Joggen, Walking) sowie Übungen mit mittlerer Intensität wie Dauerläufe (aber mind. 30 Min.) vor oder nach Ihren

Essensfenstern durchführen.

Während dieser Aktivitäten stammt ein hoher Prozentsatz der verbrannten Kalorien aus Fett, das in den meisten Körpern der Menschen reichlich vorhanden ist, selbst wenn Sie sehr schlank sind.

Es ist unwahrscheinlich, dass Sie beim nüchternen Cardio mehr Fett verlieren als beim Training nach dem Essen, aber Sie verbessern die Fähigkeit Ihres Körpers, Fett als Kraftstoff zu verbrennen – eine Schlüsselkomponente für die langfristige metabolische Gesundheit.

Anaerobes Training

Sie sollten während Ihres Essensfensters ein anaerobes Training durchführen (alle Formen des Krafttrainings, Intervalle mit hoher Intensität, Sprints, CrossFit, HIIT). Idealerweise trainieren Sie etwa 60 bis 120 Minuten nach einer vollständigen Mahlzeit oder etwa 30 Minuten nach einem protein- und kohlenhydratreichen Snack.

Das anaerobe Training wird durch Glukose und Glykogen angetrieben, sodass Sie mit einigen Kohlenhydraten in Ihrem Körper eine bessere Leistung erzielen. Protein hilft, Muskelgewebe nach dem Training zu reparieren und wieder aufzubauen.

Für beste Ergebnisse sollten Sie kurz nach

dieser Art von Training eine weitere kohlenhydrat- und proteinhaltige Mahlzeit oder einen Snack einnehmen.

IM NÜCHTERNEN ZUSTAND EFFEKTIV TRAINIEREN

Solange Sie sich an die oben genannten Parameter halten – insbesondere, wenn Sie während Ihrer Essensfenster intensiv trainieren möchten –, können Sie wie gewohnt laufen, Fahrrad fahren, Gewichte heben, an Trainingskursen teilnehmen oder Sport-Apps verwenden.

Denken Sie jedoch daran, dass das Ziel von IF der Fettabbau und nicht der Muskelaufbau ist.

Halten Sie sich an zwei bis drei Trainingseinheiten pro Woche und trainieren Sie den ganzen Körper in jedem Trainingsintervall.

TIPPS ZUM TRAINING

1. Halten Sie es aerob
Der einfachste Fehler, beim Versuch einem Trainingsprogramm beim intermittierenden Fasten zu folgen, besteht darin, im nüchternen Zustand zu hart zu trainieren.

Lassen Sie Ihre Trainings mit geringer Intensität nicht anaerob werden, indem Sie viele Bergsprints oder Treppenläufe ausführen.

Sobald Sie Ihr Cardio-Training beginnen, können Sie die Intensität leicht in anaerobes Gebiet bringen.

2. Keine Ernährungsumstellung

Wenn keine medizinische Indikation vorliegt, müssen Sie Kohlenhydrate, Gluten, Fett oder andere gesunde Lebensmittel während des intermittierenden Fastens nicht einschränken. Intermittierendes Fasten erleichtert den Fettabbau ohne zusätzliche Eingriffe.

3. Trainieren Sie, um Ihre Muskeln zu erhalten

Intermittierendes Fasten kann – wie jede andere Ernährungsumstellung, bei der Kalorien unter dem „Erhaltungsniveau" liegen – zu einem Verlust an Muskelmasse führen. Essen Sie ausreichend und ernähren Sie sich gesund, aber fangen Sie nicht an zu hungern.

Das Gegenmittel? Krafttraining. Zwei bis drei Sitzungen pro Woche stellen sicher, dass Sie Ihre Muskelmasse erhalten und gleichzeitig Fett abbauen. Stellen Sie nur sicher, dass Sie genug Protein erhalten, und lassen Sie Ihre Kalorienaufnahme nicht zu stark sinken.

WIRKUNG VON TRAINING UND INTERMITTIERENDEM FASTEN

Einer der Vorteile des intermittierenden Fastens ist seine Einfachheit. Sie zählen keine Kalorien, Makronährstoffe oder Gramm – Sie müssen nur auf die Uhr schauen.

Abhängig von dem von Ihnen gewählten Ansatz können Sie beispielsweise täglich 16 Stunden fasten und acht Stunden normal essen, fünf Tage normal und zwei Tage normal oder eine beliebige Anzahl anderer Kombinationen, die schnell füttern. Nicht alle Fastenvarianten passen für jeden Menschen. Probieren Sie die Intervalle aus und finden Sie Ihr ganz spezielles Fasten-Muster. Selbstverständlich können Sie auch jederzeit die Intervalle wechseln. Um Ihrem Organismus die Möglichkeit einzuräumen, sich an den Rhythmus zu gewöhnen, sollten Sie nicht mehr als 1 x pro Woche Intervalle ändern.

Der Hauptgrund, warum die meisten Menschen intermittierendes Fasten praktizieren, ist das Abnehmen. Dies liegt daran, dass IF Ihren Kalorienverbrauch begrenzt. Sie verbrauchen nicht so viele Kalorien, wenn Sie sich darauf beschränken, nur acht von 24 Stunden oder fünf von sieben Tagen zu essen. Und weniger zu essen, wie Ihnen wahrscheinlich schon Ihr Ernährungslehrer der 7. Klasse sagte, führt zu Gewichtsverlust.

Intermittierendes Fasten ist also nicht jedermanns Sache. Wenn Sie beispielsweise versuchen, das Muskelwachstum zu maximieren, ist IF nicht die beste Wahl.

Fastenperioden beeinträchtigen die Fähigkeit, die Muskelproteinsynthese zu maximieren; sprich die Muskeln wachsen zu lassen. Der Versuch, während eines Kaloriendefizits – wie der von IF – größere Muskeln zu erhalten, ist wie der Versuch, eine Mauer ohne Ziegel zu bauen.

Bevor Sie sich zum intermittierenden Fasten verpflichten, stellen Sie sicher, dass es mit Ihren Zielen übereinstimmt. Angenommen, Sie erhalten alle Nährstoffe, die Sie während Ihres Essens benötigen, kann IF ein Werkzeug sein, um schlank zu bleiben oder Fett zu verlieren. Wenn Sie jedoch versuchen, Muskelmasse aufzubauen, wählen Sie einen anderen Ansatz.

Können Sie also beim Fasten trainieren? Ja. Sollten Sie beim Fasten trainieren? Absolut – aber hören

Sie auf Ihren Körper.

Intermittierendes Fasten für Frauen

Wir alle sind uns mittlerweile des intermittierenden Fastens bewusst und wir wissen im Prinzip, worum es dabei geht. Es ist eine Art des Fastens, die Sie zwar nicht anweist, was Sie essen dürfen, aber es wird Ihnen vorgeschrieben, wann Sie essen dürfen. Es gibt die sogenannten Zeitfenster für den Verzehr von Mahlzeiten und die Fasten-Zeitfenster.

Diese Art des Fastens hat unzählige Vorteile für den menschlichen Organismus. Aber ein Wort der Vorsicht! Wenn Sie eine Frau sind, ist intermittierendes Fasten möglicherweise nichts für Sie.

Intermittierendes Fasten kann die ausgewogene Hormonsekretion im Körper zerstören und auch zu Fruchtbarkeitsproblemen führen. Diese Art des Fastens kann den Menstruationszyklus beeinflussen und die Eierstöcke können kleiner werden.

Weiterhin kann IF zu vielen Essstörungen wie Anorexie, Bulimie und Essattacken führen. Die beste Lösung für Frauen ist die Crescendo-Fastentechnik (zur Gewichtsreduktion)! Im Folgenden stelle ich Ihnen diese einzigartige Methode des Fastens vor, mit der Sie – neben den vielfältigen positiven Effekten auf Ihr Leben – spielend einfach Gewicht verlieren werden!

CRESCENDO-FASTENTECHNIK ZUR GEWICHTSREDUKTION

Crescendo-Fasten bedeutet, dass Sie kontinuierlich an einem Fastenplan arbeiten, der dem Körper und dem Bedarf einer Frau entspricht.

WAS IST DIE CRESCENDO-FAS-TENTECHNIK

Diese Fastentechnik ist eine Methode, bei der Sie einige Tage in der Woche, im Idealfall jeden 2. Tag, fasten werden, anstatt jeden Tag. Dies ist ein modifizierter Ansatz für intermittierendes Fasten und hat zahlreiche Vorteile für den menschlichen Körper, insbesondere für Frauen.

VORTEILE DES CRESCENDO-FASTENS

Diese Art des Fastens ist eine sanfte Herangehensweise an den Körper der Frau und sorgt für das hormonelle Gleichgewicht, das im Leben jeder Frau eine sehr wichtige Rolle spielt. Mit anderen Worten, Ihre Hormone werden nicht in Raserei versetzt.

Crescendo-Fasten ist eine ausgezeichnete Methode, um mit einem sanften Fasten die zusätzlichen Kilos abzunehmen und dauerhaft zu verlieren.

Ihr Energieniveau wird im optimalen Bereich gehalten und Sie werden weniger unter den bekannten Fasten-Symptomen wie Müdigkeit, Abgeschlagenheit und Hunger leiden.

REGELN, DIE BEIM CRESCENDO-FASTEN ZU BEACHTEN SIND

Crescendo-Fasten sollte an wechselnden Wochentagen durchgeführt werden, das heißt an zwei bis drei
Tagen pro Woche. Mit anderen Worten, das Crescendo-Fasten sollte an nicht aufeinanderfolgenden
Wochentagen durchgeführt werden. Wenn Sie sich
beispielsweise verpflichten, am Dienstag zu fasten,
sind die nächsten Fastentage für Sie am Donnerstag
und Samstag.

Crescendo-Fasten bedeutet, idealerweise Fasten für 12 bis 16 Stunden. Wenn Sie zum Beispiel um
19 Uhr aufhören zu essen, nehmen Sie erst gegen 9
Uhr am nächsten Morgen wieder eine gesunde Mahlzeit zu sich.

An den Tagen, an denen gefastet wird, sollten Yoga
und leichte Cardio-Übungen durchgeführt werden.

An Tagen ohne Fasten sollten intensive Work-
outs wie Krafttraining oder HIIT-Training durchgeführt werden.

Halten Sie sich hydratisiert, indem Sie viel Wasser trinken. Getränke wie Tee und Kaffee sind in
Ordnung, solange sie keine Milch oder Süßstoffe enthalten.

Nach Ablauf von zwei Wochen kann ein weiterer

Fastentag in den Zeitplan aufgenommen werden.

Erwägen Sie, während Ihrer Fastentage BCAAs (essentielle Aminosäuren) zu sich zu nehmen. Die Dosierung sollte fünf bis acht Gramm pro Tag betragen. Essentielle Aminosäuren können die Proteinspiegel in Ihrem System wieder auffüllen und so Muskelschwäche verhindern. Zudem unterdrücken diese Aminosäuren den Hunger. BCAA ist für den Organismus absolut unschädlich. Erhältlich u.a. im Reformhaus, bei Foodspring oder Amazon.

WAS SIE BEDENKEN SOLLTEN

Das intermittierende Fasten für Frauen ist in der Regel sicher und ist für die meisten Frauen sehr gesund. Sollten Sie sich unsicher sein, ob Fasten das Richtige für Sie ist, sprechen Sie vor dem ersten Fasten mit Ihrem Arzt.

Wenn Sie unter anhaltenden gesundheitlichen Problemen leiden oder mehrere Medikamente einnehmen müssen, besprechen Sie alle wesentlichen Ernährungsumstellungen mit Ihrem Arzt. Auch Fasten, intermittierendes Fasten und Crescendo-Fasten gehören dazu.

Ihr Arzt kann Sie beraten, was für Ihre Gesundheit wiederum weitaus besser ist als jede andere

Internetquelle.

Wenn Sie beim intermittierenden Fasten das Gefühl haben, dass Sie sich zu weit umstellen müssen, hören Sie auf. Fasten kann für manche Menschen unangenehm sein und wenn es Ihre täglichen Aktivitäten beeinträchtigt oder Sie in eine Position bringt, in der Sie sich unsicher fühlen, hören Sie auf zu fasten.

WAS DÜRFEN SIE ESSEN

Sie dürfen innerhalb Ihrer Essfenster alles essen, worauf Sie Appetit haben. Denken Sie aber bitte immer daran, dass Sie Gewicht verlieren möchten. Ernähren Sie sich ausgewogen und gesund. Eine einfache Regel ist, dass, je weniger ein Nahrungsmittel behandelt wurde, desto gesünder ist es und desto weniger Kalorien hat es.

SO KÖNNTE IHR CRESCENDO TAG AUSSEHEN

Sie fasten 16 Stunden, z. B. über Nacht und während acht Stunden dürfen Sie Mahlzeiten zu sich nehmen. Hierbei gibt es kein Muss.

Beispiel für einen Crescendo-Mahlzeitenplan unter 600 Kalorien pro Mahlzeit

Frühstück: 250 Kalorien
50 g Haferflocken mit Joghurt und 1 TL Honig
200 ml (1 gr. Glas) grüner Smoothie mit Äpfeln, Spinat und Grünkohl
Ein hart gekochtes Ei oder ein Ein-Ei-Tomate-Rührei mit einer 1/2 Tomaten, Zwiebeln, Knoblauch

Mittag- / Abendessen – 300 Kalorien (Auswahl)
Eine kleine Ofenkartoffel mit einem Esslöffel Kräuter-Sauerrahm
500 g Grillgemüse aus dem Backofen mit zwei Esslöffeln Hanfsamen
1/2 Avocado auf Toast mit einem Esslöffel zerkleinerten Erdnüssen oder Sesam
Hühnchen-, Gemüse- und Bohnensuppe aus 80 g Hühnchen, 30 g Bohnen, 100 g gehacktem Gemüse und salzfreier Gemüsebrühe. Sie können das Huhn gegen 80 g Rindfleisch, eine moderate Portion Tofu oder 2 Esslöffel Hanfsamen tauschen.

Zwischen den Mahlzeiten – unter 60 Kalorien (begrenzt auf einen dieser Artikel, einmal pro Tag)

1 Handvoll Mikrowellen-Popcorn (ungesüßt)

100 g Hüttenkäse

3 Vollkornbrezelchen

14 Mandeln

Ein Apfel

1 Kugel zuckerarmes Eis

1/4 - 1/2 Banane

Günther & die Schnuckelbremse

Kennen Sie Günther? Ja, Günther kennen wir alle; er ist der kleine Schweinehund, der immer dann zum Vorschein kommt, wenn wir eine Entscheidung treffen müssen. Günther liegt gerne faul auf dem Sofa und lässt sich die Sonne auf den Bauch scheinen. Herrlich, wie gut es ihm geht.

Günther ist Ihr lästiger Untermieter, der Ihnen kurzfristig Freude bringt, Ihnen langfristig aber nur schadet, weil er alle Ausreden kennt und Ihre Ziele wie eine Seifenblase zerplatzen lässt. Und je mehr Sie Günther in Ihr Leben lassen, umso lauter wird er.

„Ach, das kannst du doch morgen machen, hmmmm, die Pommes sind so lecker und die Törtchen beim Bäcker … man soll doch auch den lokalen Einzelhandel unterstüttzten." Sie sehen, Günther ist sich für keine Ausrede zu schade, um Ihre Fastenbemühungen zu sabotieren. Aber damit ist jetzt Schluss.

Günther wird sich noch einige Zeit wehren, aber immer leiser werden und eines Tages nur noch ein ganz kleines Güntherchen sein. Daran werde ich jetzt arbeiten.

SCHNELLE HILFE BEI EMOTIONA-LEM HUNGER

Heißhungerattacken treten sicherlich immer genau dann auf, wenn Sie am wenigsten damit rechnen und die Wahrscheinlichkeit groß ist, dass Sie nicht gut vorbereitet sind, um sie zu vermeiden.

Hunger kommt in Wellen und nach 20 Minuten wird dieses Gefühl verschwunden sein. Erwarten Sie Ihren Hunger und legen Sie eine Regel fest, was Sie dann tun werden. Schreiben Sie es auf, schauen Sie im Notfall auf Ihre Liste und befolgen Sie Ihre Regeln.

Wasser trinken:

Der einfachste Schritt, den Sie gehen können, um Ihr aktuelles Verlangen einzudämmen, ist immer, ein großes Glas mit Wasser zu trinken und ein paar Minuten zu warten. Selbst wenn die Sehnsucht nicht zu 100 % verschwindet, wird die Füllung Ihres Magens den Heißhunger wahrscheinlich viel weniger intensiv machen.

Tetris auf dem Handy:

Hätten Sie gewusst, welches Spiel auf Ihrem Smartphone Ihren Heißhunger erheblich reduzieren kann? Unabhängig davon, ob Sie etwas Wasser getrunken haben oder nicht, ist es wichtig zu berücksichtigen, dass eine Heißhungerattacke einige Minuten andauert. Untersuchungen haben ergeben, dass das Spielen von Tetris auf Ihrem Handy für nur drei Minuten verschiedene Arten von Sehnsüchten, einschließlich Hungerattacken, ausblenden kann.

Denken Sie Ihren Hunger weg:

Begeben Sie sich an einen ruhigen Ort, schließen Sie die Augen und denken an schöne Momente, wie z. B: Ihren letzten Urlaub. Versuchen Sie, sich in die Bilder hineinzuversetzen und genießen Sie den Augenblick. Verweilen Sie in dem Gefühl und entspannen

Sie. Wenn Sie nun die Augen wieder öffnen, fühlen Sie sich wundervoll leicht und der Heißhunger ist verschwunden.

Organisation ist alles:

Legen Sie sich ein Notfallset mit Blatt und Stift bereit, so dass, wenn der emotionale Hunger zuschlägt, Sie Ihre Gefühle direkt notieren können. Nach einigen Malen können Sie sicherlich die Auslöser identifizieren und vielleicht auch schon selber steuern. Ein solcher Auslöser ist oft eine Erinnerung, eine Gewohnheit. Fragen Sie sich, warum Sie gerade jetzt solch einen Heißhunger haben. Sehr schnell können Sie hier Verbindungen zu früheren Erfahrungen machen und manches Mal muss man auch über sich selber lachen, weil man erstaunt feststellt, dass hier doch nur wieder Günther am Schalthebel sitzt.

Finden Sie Ihren Fokus:

Nehmen Sie sich einen Moment Zeit und rufen sich noch einmal auf, warum Sie intermittierend Fasten und an welchem Punkt Ihrer Reise Sie derzeit sind. Beobachten Sie sich einen Moment und spüren Sie, wie viel Glück Sie durch Ihre Fortschritte erfahren. Es wäre unrealistisch zu erwarten, dass Ihr spezielles Verlangen gestoppt wird, indem Sie einfach detailliert darüber nachdenken. Wenn Sie jedoch einen Schritt zurücktreten und auch die wichtigsten langfristigen Rückschritte visualisieren, können auch Sie die meisten Ihrer Gelüste viel besser bewältigen. Ehrlichkeit sich selbst gegenüber ist nicht leicht, aber es kann ein erster Schritt sein.

Meditation & Yoga:
Hypnotisiert auf der Liege oder mit verknoteten Beinen auf dem Boden liegen ... das muss nicht sein. Meditation & Yoga sind so viel mehr. Schon das reine Schließen der Augen und eine entspannte Haltung schenken Ihnen innere Ruhe und Entspannung und die Möglichkeit, Versuchungen zu widerstehen. Im Internet finden Sie zahlreiche Anleitungen, gerade auch für Anfänger. Fangen Sie einfach an und testen einige Yoga-Workouts und finden Sie das für Sie passende Programm. Fällt es Ihnen leichter, in der Gruppe zu trainieren, dann schauen Sie doch einmal auf die Sportangebote Ihres örtlichen Sportvereins.

Haben Sie Ihre Ziele im Blick:
Was möchten Sie erreichen? Fragen Sie sich, ob es die Sache wert ist, jetzt der süßen Lust nachzugeben und damit die verlorenen Kilos wieder auf die Waage zu bringen.

Notfall Snack:

Mandeln, Rosinen, ein Apfel oder ein Stück Schokolade ... all das kann ein Notfall Snack sein. Achten Sie bitte darauf, dass Sie diesen Snack nicht zu Gewohnheit werden lassen. Es gibt Momente, da braucht man Energie. Aber bevor Sie zugreifen, gehen Sie noch einmal die vorgenannten Tipps durch. Wahrscheinlich ist Ihr Heißhunger nach dem Lesen bereits wieder verschwunden.

Hinweis:

Je hungriger Sie werden, desto größer ist die Chance, dass Sie dieses starke Verlangen nicht wirklich bekämpfen können. Suchen Sie daher nicht nach Lösungen, wenn es fast schon zu spät ist. Planen Sie Ihre Einkäufe und Mahlzeiten im Voraus und stellen Sie sicher, dass Sie einen guten Snack griffbereit haben, wenn Sie von Heißhungerattacken bedroht sind.

WERTVOLLE HEIßHUNGER-HACKS FÜR DEN ALLTAG

Viele von uns haben Süßigkeiten abgeschworen ... bis jemand Kuchen in der Büroküche zurücklässt! Probieren Sie diese absolut machbaren Tipps gegen Anfälle von Heißhunger und für eine gesunde Ernährung aus und geben Sie Ihren ungeliebten Gelüsten nie wieder nach.

Morgens / Vormittags

🕐 **Essen Sie etwas Protein.** Die Verdauung von Protein dauert länger und hält Ihren Blutzucker stabil, sodass er nicht abstürzt und Sie nach einem ungesunden Snack greifen lässt, sobald Sie im Büro sind.

🕐 **Erstellen Sie eine "Heute"-Liste.** Wenn Sie Ihren Tag mit zu vielen Aufgaben verplanen, kann es Ihnen schwerfallen, sich zu konzentrieren. Je verwirrter Sie sich fühlen, desto wahrscheinlicher ist es, dass Sie nach zuckerreichen und fettreichen Lebensmitteln greifen. Schreiben Sie stattdessen fünf Dinge auf, die Sie jeden Tag erledigen möchten. Sie haben mehr Kontrolle über Ihre Arbeit – und Ihr Verlangen.

Nachmittags

⏰ **Wenn Sie müde oder abgespannt sind** (und wer ist es nicht um 15 Uhr?), verlangt Ihr Gehirn nach Kohlenhydraten. Deshalb ist es ideal, am Arbeitsplatz einen Vorrat an Mandeln, Babykarotten, Hummus und Obst zu haben, wenn der Hunger zuschlägt.

⏰ **Ändern Sie Ihre Route.** Manchmal ist der beste Weg, um die Versuchung zu überwinden, niemals in Versuchung zu geraten. Wenn Sie also zur Post laufen müssen und an Starbucks vorbeikommen, und Sie wissen, dass Latte Ihren Namen ruft, gehen Sie einen anderen Weg. Wenn Sie umzingelt sind von Verlockungen – sagen wir im Supermarkt –, essen Sie ein Pfefferminzkaugummi (den sollten Sie sowieso immer in der Handtasche haben). Es ist eine willkommene Ablenkung und kann tatsächlich Heißhunger unterdrücken, wie eine Studie zeigt.

Abends

🕐 **Setzen Sie sich jedes Mal, wenn Sie essen, an den Tisch.** Dies ist besonders wichtig, wenn Sie vor dem Fernseher sitzen, da Sie sich nicht wirklich bewusst sind, was Sie essen. Nehmen Sie zu jeder Mahlzeit oder Snack am Küchentisch Platz. Sie werden Ihr Essen mehr genießen und letztendlich weniger essen.

🕐 **Nächtliches Naschen ist die schlimmste Art des Naschens** und Untersuchungen der Brigham Young University könnten erklären, warum: Gehirnscans zeigen, dass wir später am Abend einfach nicht das gleiche Energiehoch vom Essen erhalten wie tagsüber. Mit anderen Worten, es fühlt sich weniger lohnend an, und das kann zu übermäßigem Essen führen.

Fasten-Tipps für Anfänger und Fortgeschrittene

W enn Sie die gesundheitlichen Vorteile des intermittierenden Fastens maximieren möchten, sollten Sie einige Dinge beachten. Diese Tipps stehen in der Regel für die gesundheitlichen Vorteile des Lebensstils wie Gewichtsverlust, Fettverbrennung, Konzentration, Autophagie und Energie.

Wenn Sie alle Tipps in Ihre Fastenroutine integrieren, können Sie das Fasten optimal nutzen:

➢ Der sicherste Weg, um ein intermittierendes Fasten zu beginnen, besteht darin, mit 16:8 Fasten zu beginnen.

➢ Essen Sie dazu zu Ihrer normalen Zeit (ca. 17 bis 19 Uhr) zu Abend und schlafen Sie dann ohne nächtlichen Snack ein. Dies ermöglicht Ihrem Körper, den Prozess des Fastens auszulösen.

➢ Wenn Sie am nächsten Tag aufstehen, trinken Sie ein bis zwei Glas lauwarmes Wasser. Wenn Sie möchten, fügen Sie rosa Himalaya-Salz oder ACV hinzu, um die Elektrolyte wieder aufzufüllen und den Blutzucker nach einer Nacht ohne Flüssigkeitszufuhr zu normalisieren. Frühstücken Sie nicht! Dies stoppt Ihr Fasten nach ca. 12 Stunden.

➢ Wenn Sie am Vortag gegen 19 Uhr mit dem Abendessen fertig sind, können Sie Ihre erste Mahlzeit am Folgetag bis 11 Uhr oder später verschieben. Um 11 Uhr haben Sie 16 Stunden gefastet. Herzliche Glückwünsche!

➢ In den ersten Tagen – bis zu einer Woche – wird es unangenehm sein, das Frühstück auszulassen und das Essfenster später in den Tag zu schieben.

➢ Keine Sorge, es ist einfach Ihr Körper, der sich an einen neuen Ernährungsplan anpasst.

➢ Sobald Sie ein paar Wochen lang 16:8 gefastet haben, können Sie gerne zu anderen IF-Protokollen übergehen, z. B. OMAD, 5:2 oder einem längeren Fastenintervall.

➢ Für diese extremeren Varianten ist es wichtig, dass Sie Ihre Elektrolyte, Vitamine und Mineralien während Ihres Fastenfensters wieder auffüllen.

➢ Rosa Himalaya-Salz, Mineralwasser, Kaffee und Tee sind alle fantastisch, um Ihre Systeme versorgt zu halten und den Hunger zu stillen.

➢ Wenn Sie aus irgendeinem Grund etwas länger als 72 Stunden fasten versuchen möchten (dreitägiges verlängertes Fasten), wird dringend empfohlen, dass Sie dabei eine ärztliche Aufsicht haben.

➢ Es ist durchaus machbar, zwischen 24 und 72 Stunden zu fasten (solange Sie auf Ihren Körper hören und weiterhin ausreichend kalorienfreie Getränke konsumieren).

➢ Das Unbehagen, das Sie verspüren, wenn Sie Ihren Körper über seine normalen Esszeiten fasten lassen, ist eher ein psychischer Schmerz.

Machen Sie sich also keine Sorgen, wenn Sie mit intermittierendem Fasten beginnen und dazu die erste Mahlzeit am frühen Morgen auslassen.

➤ Achten Sie beim Fasten auf den „Hungermodus", wenn Ihr Körper Energie spart, indem er die Anzahl der verbrannten Kalorien reduziert. Der Hungermodus sollte vermieden werden. Es kann dazu führen, dass Ihr Körper nicht mehr abnimmt, und Sie fühlen sich meistens depressiv, wütend, hilflos, angespannt, unkonzentriert oder noch schlimmer. Es könnte zudem auch weitere negative Auswirkungen haben.

➤ Bewegung während des Fastens: Für maximalen Gewichtsverlust und schöne Ergebnisse bei der Fettverbrennung hilft Bewegung dabei, dieses Ziel spielend zu erreichen. Das Training wird aufgrund der höheren Energieniveaus, die das Fasten bietet, wesentlich effektiver. Verwenden Sie diese Energie, um regelmäßig zu trainieren. Es erhöht nicht nur kurzfristig den Gewichtsverlust und die Fettverbrennung, sondern fördert auch die Beschleunigung Ihres Stoffwechsels, was auch für die Zukunft einen großen Vorteil bietet.

➤ Vermeiden Sie Snacks und halten Sie sich an nahrhafte Mahlzeiten: Wenn Sie Ihr Essfenster nutzen möchten, um die Ergebnisse zu maximieren, ist es am besten, Snacks zu vermeiden. Ersetzen Sie nicht gesunde nahrhafte Mahlzeiten durch Snacks. Mahlzeiten, die alle essentiellen Nährstoffe und Vitamine enthalten, maximieren Ihre allgemeine Gesundheit und ermöglichen es Ihnen, schneller Gewicht zu verlieren.

➢ Essen Sie Ihre letzte Mahlzeit nicht zu spät: Vermeiden Sie spätes Essen, wenn es zu Ihrem Lebensstil passt. Spätes Essen wirkt sich leicht negativ auf Ihre Ergebnisse aus. Ihr Verdauungssystem muss über Nacht besonders hart arbeiten, wenn Sie kurz vor dem Schlafengehen essen. Dies liegt daran, dass sich Ihr Stoffwechsel aufgrund mangelnder Bewegung verlangsamt. Versuchen Sie, zwischen 9/10 Uhr und 17/18 Uhr zu essen. Dadurch kann sich Ihr Körper über Nacht ausruhen.

Versuchen Sie, diese Tipps während Ihres intermittierenden Fastens anzuwenden, um die Vorteile des Fastens zu maximieren. Vielleicht passt es nicht direkt zu Ihrem aktuellen Lebensstil, aber Sie werden feststellen, dass Sie durch früheres Essen und regelmäßige Bewegung hervorragende Ergebnisse erzielen können.

Fasten Mythen

Wie bei jeder Ernährungsumstellung ranken sich viele Mythen auch um das intermittierende Fasten.

MYTHOS 1: SIE KÖNNEN SO VIEL ESSEN, WIE SIE MÖCHTEN

Dies ist der Mythos Nummer eins, den viele Menschen für wahr halten, aber ist weit entfernt von der Wahrheit.

Intermittierendes Fasten ist wie jede andere Ernährungsumstellung. Die Mahlzeiten sollten sättigend, ausgewogen und gesund sein. Die Mahlzeiten sollten einen hohen Eiweißanteil, gesättigte Fette und reduziert Kohlenhydrate enthalten. Überessen ist kontraproduktiv und nicht der richtige Weg für intermittierendes Fasten.

MYTHOS 2: FASTEN ZUR GEWICHTSREDUKTION IST BESSER ALS ANDERE ERNÄHRUNGSUMSTELLUNGEN

Intermittierendes Fasten kann den Gewichtsverlust fördern. Es ist jedoch nicht die einzige Ernährungsumstellung, die dabei hilft, Gewicht zu verlieren. Es gibt keine Hinweise darauf, dass Fasten besser ist als andere Methoden der Ernährungsumstellung, denn die Grundlage ist die Umstellung der Ernährung auf „eine angepasste Menge an gesunden Zutaten".

MYTHOS 3: FASTEN ERHÖHT DEN HUNGER

Wenn eine Person zu fasten beginnt, tritt Hunger ein, das ist ganz natürlich. Der Körper passt sich jedoch aufgrund der Freisetzung des Hormons Cortisol den langen Esspausen an. Dieses Hormon hilft, den Appetit zu kontrollieren und den Hunger einzudämmen. Die Freisetzung von Cortisol nimmt während des Fastens zu. Der Hunger nimmt ab, wenn ausreichend Eiweiß und gesunde Fette eingenommen werden. Dies liegt daran, dass diese Lebensmittel langsamer verdauen und länger eine Energiequelle darstellen können.

MYTHOS 4: SIE WERDEN AUF JEDEN FALL ABNEHMEN

Das intermittierende Fasten sollte streng eingehalten werden, um erfolgreich und vorteilhaft zu funktionieren. Wenn Sie sich nicht an die Fastenfenster halten oder ungesunde Mahlzeiten essen, tritt möglicherweise kein Gewichtsverlust ein. Intermittierendes Fasten ist bei Nichtbeachtung der Regeln kein Garant für einen Gewichtsverlust. Dies gilt aber auch für andere Ernährungsumstellungen oder eigentlich für alle Dinge im Leben. Wenn man sich nicht an die Regeln hält, wird etwas nicht funktionieren.

Risiken & Neben-wirkungen

Obwohl es gesundheitliche Vorteile für alle gibt, bedeutet dies nicht, dass intermittierendes Fasten jedem helfen kann. Fastenmethoden sind wie jede Ernährungsumstellung nicht für alle Menschen geeignet oder erreichbar und kann einige leichte Nebenwirkungen hervorrufen:

Körperliche Schwä- che	Hunger	Ermüden
Langsame Reaktio- nen	Reizbar- keit	Dehydra- tion

Wenn eine dieser Nebenwirkungen auftritt, ist dies erst einmal normal. Wenn sie jedoch bestehen bleiben und nach ein oder zwei Tagen nicht verschwinden, ist es am besten, die von Ihnen gewählte Fastenmethode abzubrechen und Ihren Arzt zu konsultieren. Möglicherweise liegen andere gesundheitliche Probleme vor.

Fasten ist im Allgemeinen nicht für jeden geeignet. Dies hängt vom aktuellen Lebensstil und den Gesundheitsbedingungen ab. Personen mit gesundheitlichen Problemen oder groben Bedenken sollten das Fasten vermeiden und nicht ohne Rücksprache mit einem Fachmann beginnen. Intermittierendes Fasten kann für eine Reihe von Menschen ein Risiko darstellen:

• Diabetiker
• Jeder mit einer aktuellen oder früheren Essstörung
• Personen mit niedrigem Blutdruck

• Untergewichtige Personen
• Frauen, die versuchen, schwanger zu werden
• Frauen mit aktueller oder früherer Amenorrhoe (Zyklusstörung)
• Schwangere oder stillende Frauen

Wenn Sie das Fasten versuchen möchten, aber eines der oben genannten Probleme haben, sollten Sie zuerst einen Arzt konsultieren. Fasten kann schwerwiegende Auswirkungen auf Ihre Gesundheit haben und in einigen Fällen Ihren aktuellen Gesundheitszustand verschlechtern.

Problembehebung bei Ihrer Fastenstrategie

Hier sind einige Probleme, die in den ersten Monaten des intermittierenden Fastens auftreten können.

HILFE! ICH NEHME NICHT AB!

Wenn Sie einige Tage lang nicht abgenommen haben, liegt es möglicherweise an gespeichertem Wasser. Das kann aber nicht ewig dauern. Sie können es einfach abwarten oder den Gewichtsverlust durch das eingelagerte Wasser beschleunigen, indem Sie weniger Kohlenhydrate und Natrium zu sich nehmen.

Wenn Sie zwei Wochen oder länger nicht abgenommen haben, essen Sie schlicht und einfach zu viel. Reduzieren Sie Fett und Kohlenhydrate, fügen Sie etwas mageres Eiweiß und Gemüse hinzu und trinken Sie mehr Wasser.

WENN SIE ZU SCHNELL ABNEHMEN

Dies ist die Umkehrung des letzten Absatzes, mit der Ausnahme, dass das Wassergewicht noch wahrscheinlicher ist. Wenn Sie die Aufnahme von Salz, Kohlenhydraten und Nahrungsmitteln im Allgemeinen reduzieren, verlieren Sie frühzeitig viel Gewicht. Das meiste davon ist das Wassergewicht und der Inhalt Ihres Verdauungssystems; Niemand verliert über Nacht mehrere Kilo Fett.

Wenn Sie immer noch das Gefühl haben, "zu schnell" abzunehmen, ziehen Sie eine Bestandsaufnahme Ihrer Gesundheit und Ihres Energieniveaus. Solange Sie sich gut fühlen, verlieren Sie wahrscheinlich nicht zu schnell Gewicht. Obwohl 1 kg pro Woche oft als Richtlinie angepriesen werden, ist es für übergewichtige Personen durchaus möglich, schneller und sicherer mit einem ausreichend großen Kaloriendefizit abzunehmen.

Wenn Sie Ihren Gewichtsverlust wirklich verlangsamen möchten, fügen Sie einfach 200 - 300 Kalorien mehr pro Tag hinzu, idealerweise in Form von proteinreichen Lebensmitteln wie Fleisch, Bohnen, Eiern oder Tofu.

ENERGIELOCH AM NACHMITTAG

Manche Menschen erleben zu einer bestimmten Tageszeit, normalerweise am Nachmittag, wiederkehrende Einbrüche ihres Energieniveaus. Es gibt einige Dinge, die dies verursachen können.

Erstens essen Sie möglicherweise nicht genug. Versuchen Sie, Ihre Mahlzeiten etwas zu vergrößern.

Zweitens, wenn Ihr Frühstück keine Kohlenhydrate enthält, können Sie an der Keto-Grippe leiden. Gesünder wäre es, mindestens zehn oder zwanzig Gramm Kohlenhydrate zum Frühstück einzunehmen, um zu vermeiden, dass Ihre Glykogenreserven aufgebraucht werden und Sie in die Ketose gelangen. Die Keto-Grippe verschwindet dann binnen zwei Tagen.

Drittens könnten Sie durch zu viel Koffein in ein

Tief fallen. Viele Menschen machen den Fehler, ihre morgendliche Koffeinaufnahme zu erhöhen, um das Auslassen des Frühstücks zu vereinfachen. Wenn Sie Koffein (Kaffee) trinken, versuchen Sie, die Menge zu reduzieren, damit Sie nicht so stark aufgeputscht werden.

SCHLAFLOSIGKEIT

Schlaflosigkeit bei einer IF-Ernährungsumstellung wird normalerweise durch eines von drei Dingen verursacht: Hunger, Mangel an Kohlenhydraten oder Koffein.

Versuchen Sie, wie bereits erwähnt, Ihre Koffeinaufnahme zu halbieren, wenn Sie viel Kaffee trinken. Bei den ersten beiden könnten Sie experimentieren, indem Sie Ihr Essfenster ein oder zwei Stunden zurückschieben und / oder 30 zusätzliche Gramm Kohlenhydrate mit der letzten Mahlzeit des Tages zu sich nehmen. Einer oder beide sind fast immer ursächlich für die Schlaflosigkeit.

HEIßHUNGER

> *Wenn Sie darauf achten, wann Sie hungrig sind, was Ihr Körper will, was Sie essen und wann Sie genug haben, beenden Sie diese Besessenheit, weil Besessenheit und Bewusstsein nicht koexistieren können.*

Heißhungerattacken können auftreten, weil Sie hungrig sind, aber sie sind normalerweise psychologischer Natur.

Der beste Weg, um mit Heißhungerattacken umzugehen, besteht darin, sich zu weigern, ihnen nachzugeben – befolgen Sie Ihre Ernährungsumstellung wie geschrieben. Je länger Sie sich an Ihre Ernährungsumstellung halten, desto einfacher wird es, wenn das Verlangen nach Essen nachlässt.

Das heißt, Sie möchten wahrscheinlich nicht auf Ihre Lieblingsspeisen verzichten – das ist in Ordnung, aber Sie müssen regulieren, wann Sie sie essen dürfen, damit es nicht nur zum "wann immer ich mich danach sehne" wird. Die beste Zeit, um sich zu erlauben, „Junk“-Nahrungsmittel zu essen, ist während Ihrer Mahlzeit nach dem Training. Dies funktioniert auf physischer Ebene, weil die Kalorien Ihre Muskeln ernähren, und auf psychologischer Ebene, weil es Sie zum Training motiviert.

Im Punkt „Günther & die Schnuckelbremse" finden Sie weitere hilfreiche Tipps.

UNTERWEGS, AUF REISEN UND IM URLAUB

Wenn Sie auf Reisen sind, müssen Sie das Timing etwas flexibler gestalten. Lassen Sie an Tagen, an denen Sie durch Zeitzonen fliegen, Ihr Essensfenster zwischen vier und neun Stunden und Ihr Fastenfenster zwischen 14 und 24 Stunden liegen.

Was das Essen angeht, müssen Sie möglicherweise auch etwas flexibler sein. Tütchen mit Nüssen sind normalerweise auf Flughäfen erhältlich und eine gute Reise-Nach-Option. Letztendlich ist es jedoch in Ordnung, die Regeln für einen Tag ein wenig zu biegen, solange Sie kein Junk-Food essen. Ein Sandwich mit einer ansonsten kohlenhydratarmen Ernährung ist zum Beispiel in Ordnung.

Natürlich müssen Vielreisende diesbezüglich strenger sein, da sie oft genug reisen und es tatsächlich zu einem Problem werden kann. Aber für die meisten Menschen wird ein Tag, an dem die Regeln hier und da gebogen werden, in Ordnung sein, sofern die Umstände dies wirklich rechtfertigen.

Planen Sie Ihre Mahlzeiten, auch im Urlaub und

auf Reisen, genießen Sie; lassen Sie aber den gesundheitlichen und nährenden Effekt im Vordergrund.

FAQ

GIBT ES EINE FAVORISIERTE TA-GESZEIT, UM MAHLZEITEN WÄH-REND DES INTERMITTIERENDEN FASTENS ZU ESSEN

Während einige Untersuchungen darauf hinweisen, dass ein früheres Essfenster (d. h. 8 - 16 Uhr) sehr gut zur Gewichtsreduktion geeignet ist, können Sie Ihre Gesundheitsparameter verbessern und mit einem späteren Essfenster wie 11 - 19 Uhr Gewicht noch optimaler verlieren. Idealerweise sollten Sie Ihre letzte Mahlzeit zwei bis drei Stunden vor dem Schlafengehen essen.

Fazit: Wählen Sie ein Essfenster, das am besten zu Ihrem Lebensstil passt und an dem Sie langfristig festhalten können. Möglicherweise müssen Sie ein wenig experimentieren, um zu sehen, welche Zeiten am besten für Sie passen.

IST INTERMITTIERENDES FASTEN FÜR DIABETIKER GEEIGNET

Bei Diabetes (Typ 1 oder Typ 2) sollten Sie Ihren Arzt konsultieren, bevor Sie intermittierendes Fasten versuchen. Eine sehr kleine Studie untersuchte drei Männer, die 10 - 25 Jahre lang Typ-2-Diabetes hatten. Sie fasteten regelmäßig intermittierend unter ärztlicher Aufsicht und konnten nach einem Monat die Insulinaufnahme abbrechen. Darüber hinaus konnten sie Medikamente nach einem Jahr reduzieren oder absetzen.

Bitte konsultieren Sie Ihren Arzt, bevor Sie intermittierend fasten, wenn Sie Diabetiker sind.

WIE VIELE KALORIEN SOLLTEN SIE AN 5:2 FASTENTAGEN ESSEN

Die meisten Menschen, die intermittierend 5:2 fasten, verbrauchen an zwei Tagen pro Woche etwa 500 - 600 Kalorien pro Tag und essen die anderen fünf Tage normal. Wenn eines Ihrer Ziele der Gewichtsverlust ist, sollte dies abhängig von Ihrem Kalorienbedarf einen Gewichtsverlust von 0,5 kg pro Woche bewirken. Wenn Sie 5:2 fasten, ist es sehr wichtig, dass Sie an Tagen ohne Fasten ballaststoffreiche Mahlzeiten und ausreichend Protein zu sich nehmen.

WAS KÖNNEN SIE ESSEN ODER TRINKEN, WÄHREND SIE INTERMITTIEREND FASTEN

Wasser, ungesüßtes Mineralwasser, Tee und schwarzer Kaffee sind während des Fastens erlaubt. Einige Fastenpraktiker erlauben kleine Mengen Sahne oder Milch in den Kaffee. Dies ist in Ordnung, wenn Sie intermittierendes Fasten anwenden, um Ihre gesamte Kalorienaufnahme zu verringern. Wenn Sie intermittierendes Fasten verwenden, um in die Ketose zu gelangen, denken Sie daran, dass bereits geringe Mengen an Kalorien Ihren Blutzucker- und Insulinspiegel erhöhen können und Sie dadurch nicht in die Ketose (Fettverbrennung) gelangen.

VERLANGSAMT INTERMITTIEREN-DES FASTEN IHREN STOFFWECH-SEL

Studien haben gezeigt, dass Muskelmasse mit IF leichter erhalten bleibt als mit kalorienreduzierten Diäten und den Stoffwechsel nicht negativ beeinflusst, wie dies bei kalorienarmen Diäten der Fall ist.

WIE KÖNNEN SIE VERHINDERN, DASS SIE AM ENDE DES TAGES ZU VIEL ESSEN

Konzentrieren Sie sich bei Ihrer Ernährung darauf, hauptsächlich ganze, minimal verarbeitete, ballaststoffreiche Lebensmittel wie Gemüse, Obst, Bohnen / Hülsenfrüchte, Nüsse, Samen und nicht raffinierte Körner zu essen. Sie können auch mageres, hochwertiges tierisches Eiweiß (Fisch, Geflügel, Wild, Rindfleisch, Eier und Milchprodukte) sowie gesunde Fette (z. B. Avocado, Olivenöl extra vergine,

Sonnenblumenöl und Nüsse) essen.

Dies hilft Ihnen, Sättigung zu spüren und sich zufrieden und ausgeglichen zu fühlen, sodass Sie weniger wahrscheinlich Hungergefühle oder Heißhunger haben, nachdem Ihr Essfenster vorbei ist. Wenn Sie mit zeitlich begrenztem Essen noch nicht vertraut sind, beginnen Sie langsam. Versuchen Sie, Ihr Essensfenster jeden oder jeden zweiten Tag um 30 Minuten bis eine Stunde zu verringern, bis Sie Ihr optimales Essensfenster gefunden haben.

SIND KOHLENHYDRATE IN DER HAUPTMAHLZEIT ERLAUBT

Kohlenhydrate sind nur dann problematisch, wenn sie übermäßig verzehrt werden, über das hinaus, was Ihr Körper benötigt. Solange Sie kalorienarm essen, wird die Kohlenhydrataufnahme in Bezug auf den Fettabbau kaum einen Unterschied machen.

KANN ICH FRÜCHTE ALS HAUPT-MAHLZEIT ESSEN

Früchte als Hauptmahlzeit sollten Sie stets meiden. Früchte sind bei der Wiederauffüllung des Muskelglykogens eher ineffizient und wirken sich nicht so stark auf den Leptinspiegel aus wie Getreide. Fruchtzucker treibt zudem den Insulinspiegel in die Höhe, was Ihnen schnell wieder ein Hungergefühl bereitet.

ICH HABE TAGSÜBER HUNGER, WAS SOLL ICH TUN

Geben Sie Ihrem Körper Zeit, sich tagsüber an das Fasten und die eingeschränkte Ernährung anzupassen. Dieser Anpassungsprozess kann einige Tage oder einige Wochen dauern. Das Beste an dieser Ernährungsumstellung ist, dass, obwohl Sie manchmal leichte Hungergefühle verspüren, es kein Verlangen nach Junk-Food/Essen gibt. Vielen Menschen fällt es leichter, mit ein wenig zeitweiligem Hunger umzugehen als mit hinterhältigem Heißhunger.

KANN ICH EINE SCHUMMEL-MAHL-ZEIT EINNEHMEN

Ein- oder zweimal pro Woche können Sie sich verwöhnen lassen. Denken Sie daran, dass Sie 600 - 800 Kalorien zur Verfügung haben, mit denen Sie Ihre Hauptmahlzeit zusammenstellen können. Dies sollte es ziemlich einfach machen, einige Ihrer Lieblingsspeisen zu genießen oder mit Freunden / Familie in ein Restaurant zu gehen. Stellen Sie nur sicher, dass Sie das Kalorienbudget für den Tag nicht überschreiten. Wenn Sie am Ende das Kalorienbudget für den Tag überschreiten, können Sie dies kompensieren, indem Sie die Kalorien an den folgenden Tagen leicht reduzieren.

VERLIERE ICH MUSKELN UND HABE KEINE ENERGIE, WENN ICH AUF NÜCHTERNEN MAGEN TRAINIERE

Sobald Sie sich an das Training im nüchternen Zustand gewöhnt haben, erhalten Sie einen Schub an Energie und Kraft. Dies geht zurück auf die Stimulierung des Sympathikus oder auch sympathische Nervensystem (Kampf oder Flucht). Darüber hinaus wurde gezeigt, dass Fastentraining die Insulin-

sensitivität erhöht und die Nährstoffverteilung verbessert.

Dies bedeutet, dass Ihr Körper Nährstoffe effizi-
enter in die Muskelzellen und von den Fettreserven
wegleitet. Somit macht das Training im nüchternen
Zustand die nachfolgenden Mahlzeiten anaboler.
Deshalb ist es besonders effektiv, intermittierend zu
fasten, um Fett abzubauen und Muskeln aufzubauen.

Fangen Sie noch heute an, intermittierend zu fasten

Intermittierendes Fasten ist im Prinzip einfach. Sie können Ihren intermittierenden Fasten-Plan problemlos in einer halben Stunde oder weniger erstellen, was bedeutet, dass Sie heute Abend mit dem Fasten beginnen und morgen Mittag Ihre ersten vollen 16 Fastenstunden bereits absolviert haben.

Um Ihren Gewichtsverlust und die gesundheitlichen Vorteile beim intermittierenden Fasten zu maximieren, kann ich Ihnen dazu einige Dinge vorschlagen. Wenn Sie z. B. Ihre Routine mit einem Tagebuch verfolgen, werden Sie schnell Fortschritte sehen, die Sie dazu ermutigen, Sport zu treiben, Snacks zu vermeiden und zu angemessenen Zeiten zu essen. Ein Tagebuch zu führen kann Sie auch dazu verleiten, sich das Fasten zur Gewohnheit oder zum Lebensstil zu machen.

Es hilft Ihnen aber auch, beim Fasten aufmerksam und achtsam zu sein. Nehmen Sie sich Zeit, um Ihren Körper zu trainieren und mit Energie zu versorgen, damit Sie aktiv und auf dem richtigen Weg bleiben. Ihr Ziel ist es, die Gewichtszunahme zu verhindern und Ihren Lebensmittelkonsum effektiv zu kontrollieren.

Machen Sie Ihre intermittierende Fastenroutine zu Ihrer ganz persönlichen Angelegenheit. Dies wird Ihnen helfen, aktiv zu sein und das Fasten als Lebensstil weiterzuführen. Es bietet so viele gesundheitliche Vorteile, die ein Leben lang von Vorteil sein können.

Es lohnt sich auf jeden Fall, intermittierendes Fasten in Ihr Leben einzubinden, um seine unglaublichen gesundheitlichen Vorteile zu nutzen und durch das simple Verschieben von Mahlzeiten einen leichten und unkomplizierten Lebensstil zu führen.

Herstellung und Verlag:

BoD – Books on Demand, Norderstedt

ISBN: 9783751998857

1. Auflage

Kontakt: Psiana eCom UG/ Berumer Str. 44/ 26844 Jemgum

Covergestaltung: Fenna Larsson

Coverfoto: depositphotos.com

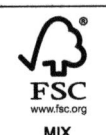